SOCIÉTÉ DES MINES DE LENS

PROGRAMME DÉTAILLÉ

DE LA

VISITE DES MEMBRES DU CONGRÈS INTERNATIONAL

de la Navigation intérieure.

———◈———

LE MARDI 19 JUILLET 1892.

Arrivée à Pont-à-Vendin par train spécial à 8ʰ·40

Visite du quai d'embarquement des charbons de la Société des Mines de Lens, — puis des installations, — du puits N° 10 creusé par le procédé de congélation des terrains aquifères.

Départ du N° 10...................... 9ʰ·45

Arrivée à la fosse N° 7 (St-Léonard)... 9ʰ·50

Visite des installations de la fosse N° 7.

Départ par train spécial.. .... 10ʰ.15

Lunch 10ʰ.30

Départ...................................... 11ʰ.45

Arrivée en gare de Lens................ 11ʰ.55

———

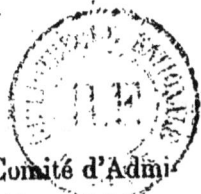

Les visiteurs seront reçus par le Comité d'Administration de la Société des Mines de Lens.

SOCIÉTÉ

DES

MINES DE LENS

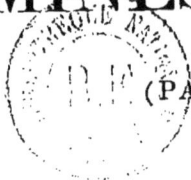

(PAS-DE-CALAIS).

Concession de Lens et de Douvrin

1892.

SOCIÉTÉ

DES

MINES DE LENS

Propriétaire des Concessions de Lens et de Douvrin (P.-de-C.)

———◆◆◆———

RENSEIGNEMENTS STATISTIQUES
JUILLET 1892.

———

Étendue des concessions .... hectares. 6939
Chiffre du personnel. 7966
Nombre de maisons d'employés et d'ouvriers
2702
Production annuelle de charbon.
tonnes. 2.000.000
Nombre de couches exploitables............ 56
Puissance moyenne 0.84
Profondeur des étages ...... mètres. 179 à 360
Produits : charbon domestique ; charbon à gaz ;
charbon industriel ; charbon de forge ; char-
bon pour fours à chaux et cuisson de briques ;

coke métallurgique. — Classement : tout
venant criblé ; gros ; gailleterie ; gailletin ;
noisettes ; fines ; poussiers.

RIVAGE ET QUAI D'EMBARQUEMENT

DE VENDIN-LE-VIEIL.

Le rivage et le quai d'embarquement sont situés sur le territoire de Vendin-le-Vieil, sur la rive gauche du canal de la Haute-Deûle et raccordés par voies à section normale d'une part à la station de Pont-à-Vendin de la ligne de Lens à Armentières, d'autre part à la ligne de Lens à Violaines par Pont-à-Vendin, exploitée par la Société des mines de Lens.

QUAI D'EMBARQUEMENT. — Un bassin de 340 mètres de long sur 32 mètres de large parallèle au canal de la Haute-Deûle et communiquant avec lui par l'une de ses extrémités est affecté au chargement de la houille en bateau. Sur l'une des rives de ce bassin un quai maçonné de 1m.50 de hauteur permet le transbordement direct de wagon à péniche des charbons ne supportant pas le chargement mécanique, tels que les gros et les gailleteries. Sur l'autre rive, la gravité est utilisée pour le passage du wagon au bateau des charbons menus

et tout venant ; sur le quai relevé de plus de
7m.00 au-dessus du niveau de l'eau, sont
établies 47 trémies de chargement ; la longueur de chaque trémie est exactement celle
d'un wagon, matériel spécial, de sorte que l'un
des wagons étant bien placé en regard de sa
trémie, le train entier peut être culbuté sans
déplacement nouveau. La contenance de chaque
trémie est de 10 tonnes, chargement d'un
wagon. Elle est fermée du côté du bassin par
une vanne, vers laquelle convergent toutes les
pentes de ses fonds calculées de telle sorte que,
la vanne ouverte, rien ne peut rester dans les
angles. A chaque vanne correspond une glissière à section circulaire en tôle, de longueur
convenable pour amener la houille sans choc
dans le bateau. Cette glissière équilibrée,
mobile autour de son point d'attache, peut se
relever ou s'abaisser à volonté. En outre, elle
est divisée dans sa longueur en deux parties
dont la plus courte, logée vers l'extrémité
peut, au moyen d'une articulation spéciale, se
placer, soit dans le prolongement de l'autre
partie, soit au contraire en travers, renver-
sant ainsi le sens de la chute de la houille. Ce
dispositif a pour but de régler le chargement
en faisant arriver la houille soit à tribord soit

à babord de la péniche, jamais au centre, afin de ne point fatiguer les membrures de la péniche. Les leviers manœuvrant la vanne, la glissière et la contre-glissière sont rassemblés à proximité de la main de l'ouvrier qui procède au chargement.

Le train de charbon est amené le long des trémies par une locomotive spéciale qui, les wagons étant en regard de chaque trémie, passe sur une voie latérale à écartement convenable et soulève chaque caisse au moyen de la grue à vapeur dont elle est munie en plus de ses organes habituels. Le charbon passe sans choc du wagon dans la trémie et à volonté ensuite de la trémie dans la péniche.

Les wagons du modèle primitif comprennent deux caisses de cinq tonnes chacune qu'on vide l'une après l'autre ; les wagons nouveau modèle ne portent qu'une seule caisse de dix tonnes simplement posée sur le châssis ; les uns et les autres sont vidés avec une égale facilité. Les poutrelles qui en supportent le fond sont, grâce aux talons rivés sur les longerons, maintenues de façon que la caisse ne puisse être déplacée ni longitudinalement ni transversalement. Lorsque le crochet de la grue que porte la machine soulève la caisse,

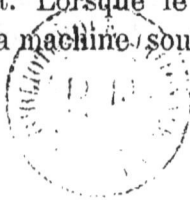

celle-ci guidée par les talons terminés en arc
de cercle dont le point de rotation est le centre,
retenue par la chaîne de la grue dont les direc-
tions ont été calculées en sorte que les réac-
tions sur le châssis soient insuffisantes pour
le faire basculer. Celle-ci, disons-nous, se
vide dans la trémie, puis redescend sans choc
sur le châssis. La disposition des wagons est
symétrique par rapport à ses axes.

Sur la plateforme supérieure du quai, un
ensemble de voies de triage permet la classi-
fication des charbons suivant leur provenance
et leur qualité ainsi que la formation des trains
à embarquer.

Les qualités qui caractérisent le système
adopté par la Société des mines de Lens sont :
Économie de matériel roulant, le grand nombre
de glissières permet de vider rapidement toute
une rame de wagons qui peut être retournée
sans retard aux points de chargement. —
Mobilité de l'appareil de levage, la locomotive
de manœuvres porte la grue de levage. —
Facilité de chargement et conservation de la
houille, la gravité étant seule utilisée et le
bris minime si l'on a soin de laisser écouler le
charbon en modérant sa vitesse et rendant la
chute presque nulle au fond du bateau. Faculté

de charger simultanément un ou plusieurs bateaux. Rapidité du chargement. Il est rare que sur sept glissières qui correspondent habituellement à la longueur occupée par les plus longues péniches il n'y en ait pas trois au moins qui puissent être ouvertes à la fois, et manœuvrées par des ouvriers différents.

En temps ordinaire, en ne plaçant qu'un homme par bateau, une péniche de 240 tonnes peut être chargée en moins d'une heure et l'ensemble des appareils pourrait recevoir 6,000 tonnes et plus par journée de 12 heures.

Un puissant éclairage électrique par lampes à arc permet de prolonger le travail après la chute du jour.

RIVAGE AUX BOIS DE MINES. — L'espace compris entre le canal de la Deûle et le bassin d'embarquement est affecté au déchargement des bateaux de bois destinés aux soutènements dans la mine. Les bateaux se rangent contre les rives du bassin ou du canal, leur contenu en est retiré, étendu à terre et compté et rechargé ensuite en wagon au moyen des trois voies parallèles posées sur toute la longueur et de là expédié à chacune des fosses de la Société où se trouve l'approvisionnement courant.

LAVOIRS AUX CHARBONS. — Toutes les fosses de la Société possèdent des appareils de criblage plus ou moins perfectionnés. Les charbons trop menus pour être nettoyés à la main sont dirigés sur l'établissement des lavoirs. Un premier criblage en soustrait les poussiers destinés à être traités tels quels par les fours à coke. Le reliquat passe aux lavoirs qui en séparent les schistes plus lourds que le charbon, les grains lavés reçus dans les tours d'égouttage sont ensuite chargés en wagon.

FOURS A COKE. — Les poussiers provenant du lavage sont amenés aux fours à coke et déchargés dans une cuve d'où ils sont élevés à la partie supérieure par une chaîne à godets. Ils en descendent par divers conduits, sont mouillés ou partiellement, puis broyés, lavés, emmagasinés dans des tours d'où les reprennent les wagonnets de l'enfournement. Un groupe de 48 fours système Coppée, cuisant en 48 heures, reçoit sur 3 voies ces wagonnets, qui se déchargent par le fond au-dessus des regards. L'enfournement a lieu chaque jour dans un four sur deux, de sorte qu'un four prêt à être enfourné est adjacent à deux autres à demi-cuisson. Le coke est défourné mécani-

quement, puis chargé, soit en bateau, soit en
ridelles, suivant destination. Un nouveau
groupe de 48 fours est en construction et les
dispositions sont prises pour en augmenter
successivement le nombre.

MISE EN STOCK DES CHARBONS EXTRAITS. — De larges
espaces en pente douce sont ménagés entre
les voies et chantiers ci-dessus décrits.

Ils sont destinés à recevoir les charbons
extraits par avance. Le déchargement et la
reprise de ces charbons se fait à la pelle sur
une hauteur qui ne dépasse pas 1 m. 80. Dans
ces conditions le charbon ne s'échauffe pas et
ne perd rien de sa qualité, si l'emmagasinage
n'est pas de trop longue durée. Les voies des-
tinées à ce travail sont au nombre de deux pour
chaque catégorie et simplement posées sur
terre. L'une qui a servi au déchargement est
ripée en arrière devant le tas lorsqu'il aug-
mente, l'autre destinée à la reprise est ripée
contre lui quand il diminue. Les charbons
déposés ainsi à terre les premiers sont égale-
ment repris les premiers.

FOSSE Nº 8 (St-Auguste).

Le siège d'extraction nº 8, situé sur le territoire de Vendin-le-Vieil, comprend deux puits jumeaux Nº 8 et Nº 8 bis. L'orifice se trouve à la cote 43.35 au-dessus du niveau de la mer.

PUITS Nº 8. — Le puits Nº 8 extrait les charbons à la profondeur de 208 m. 65. Il est creusé jusqu'à 411 mètres et on prépare un nouvel étage d'exploitation à 400 mètres.

Il sert d'entrée d'air.

Diamètre du puits .... 4 m. 60

Cages guidées à 2 étages, 4 berlines par étage, guidage en rails.

Machine d'extraction horizontale à 2 cylindres; diamètre, 0 m. 80; course, 1 m. 80. Munie d'appareils de sûreté du système E. Reumaux.

Câbles plats en aloës.

PUITS Nº 8ᵇⁱˢ. — Le puits Nº 8 bis extrait à la profondeur de 291 mètres; il est en outre affecté à l'épuisement des eaux qui se fait au moyen de bâches en tôle. La profondeur totale est de 300 m. 34.

Ce puits sert de sortie d'air ; il est, en conséquence, fermé par des clapets automatiques.

Diamètre du puits . ... 4 m. 60

Cages guidées à 3 étages ; 2 berlines par étage ; guidage en rails.

Machine horizontale du même type que celle du N° 8 ; diamètre des pistons, 0 m. 70 ; course, 1 m. 60.

Appareils de sûreté E. Reumaux.

Câbles plats en aloës.

AIR COMPRIMÉ. — Un compresseur d'air installé au jour alimente d'air comprimé de nombreuses machines au fond. Machine horizontale ; 2 cylindres moteurs.

Diamètre des pistons à vapeur...... 0 m. 70

D°   à air .... 0 m. 60

Course commune................. 1 m. 60

VENTILATEURS.— Deux ventilateurs Guibal de 9 mètres de diamètre et de 2 m. 50 de largeur, actionnés chacun par une machine horizontale à 1 seul cylindre.

Diamètre du piston........... ..... 0 m. 45

Course .... 1 m. 00

L'une de ces machines actionne le conden-
sateur central.

MACHINES DIVERSES. — Comprennent les pompes ali-
mentaires, la dynamo, le broyeur à mortier.

CHAUDIÈRES. — 10 générateurs semi-tubulaires de
140 mètres carrés de surface de chauffe chacun.

GISEMENT. — La fosse N° 8 exploite en ce moment
12 veines fournissant principalement du charbon à coke. La puissance moyenne est de
1 m. 40 à 1 m. 50.

L'extraction journalière est d'environ 800
tonnes, chiffre qui est appelé à s'accroître rapidement.

L'installation est en effet prévue pour une
production de 1500 tonnes qui est facile à
réaliser, grâce aux puissants engins dont la
fosse est dotée.

CITÉS OUVRIÈRES. — La fosse N° 8 étant édifiée au
milieu de la plaine, à grande distance de
tout village, la Société des mines a dû, pour y
attirer le personnel nécessaire, créer une cité
ouvrière qui comprend actuellement 320 maisons d'ouvriers et employés, une école de

garçons, une école de filles en construction, un asile, un hôpital. La construction d'une église est en outre projetée. Les maisons spacieuses et salubres sont louées aux ouvriers à raison de 5 francs par mois, y compris la location du jardin attenant à chaque habitation.

Lille Imp.L.Danel.

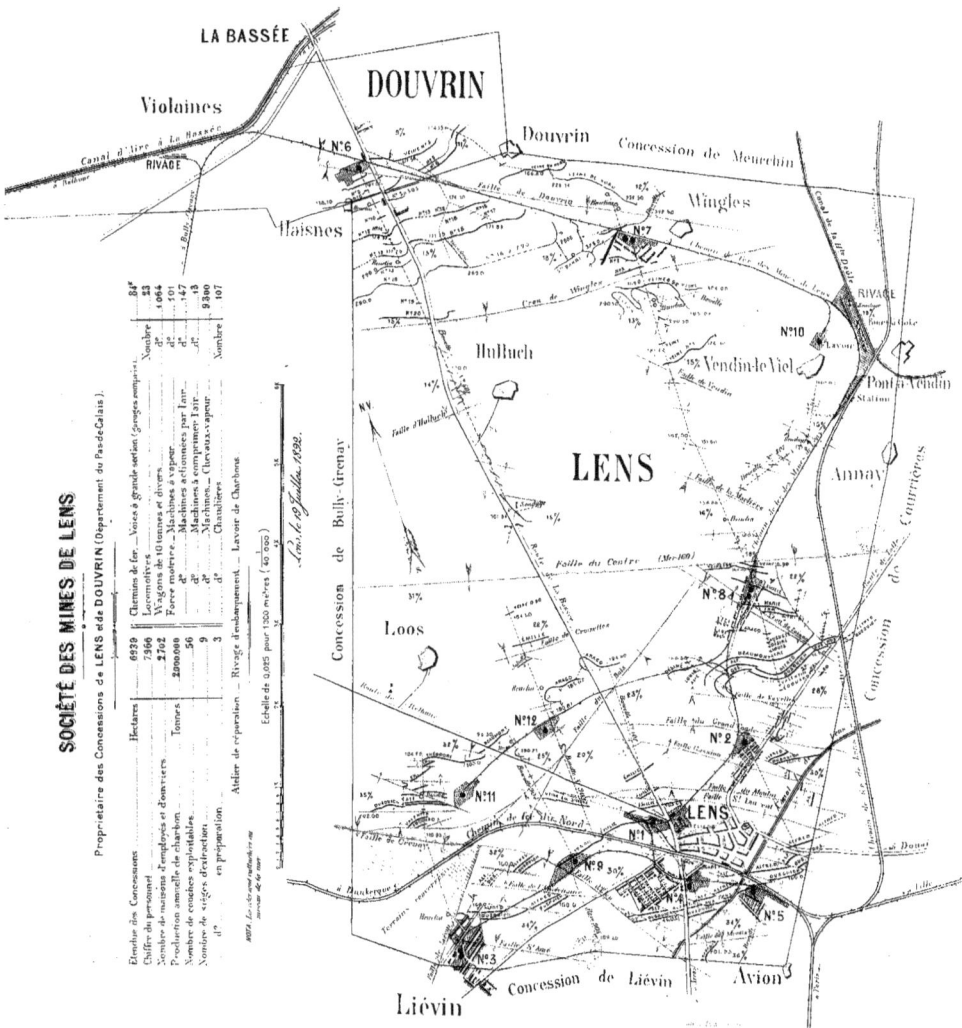

SOCIÉTÉ DES MINES DE LENS

Propriétaire des Concessions de LENS et de DOUVRIN (Département du Pas-de-Calais).

Étendue des Concessions	Hectares	6939
Chiffre du personnel		7366
Nombre de maisons d'employés et d'ouvriers		3762
Production annuelle de charbon	Tonnes	1200000
Nombre de couches exploitables		56
Nombre de sièges d'extraction		9
d° en préparation		3

Chemins de fer — Voies à grande section (jauges ordinaires)	Nombre	84
Locomotives	d°	23
Wagons de 10 tonnes et divers	d°	1064
	d°	101
Force motrice — Machines à vapeur	d°	147
Machines actionnées par jour	d°	13
Machines à comprimer l'air		9300
Machines — Chevaux-vapeur	Nombre	107
Chaudières		

Atelier de réparation. — Rivage d'embarquement. — Lavoir de Charbons.

Échelle de 0,025 pour 1000 mètres (1/40 000)

Lens, le 18 Juillet 1892.

LA BASSÉE

DOUVRIN

Violaines

Douvrin

Concession de Meurchin

Canal d'Aire à La Bassée

RIVAGE

N°6

Haisnes

Wingles

N°7

N°10

RIVAGE

Hulluch

Vendin-le-Viel

Pont à Vendin

LENS

Annay

Concession de Bully-Grenay

Loos

N°8

N°2

N°12

N°11

N°1

N°9

N°4

N°5

N°3

Liévin

Concession de Liévin

Avion

Société des Mines de Lens.

Plan d'ensemble du Quai d'embarquement des charbons au rivage de Pont à Vendin

Echelles { De l'Élévation ... 1/1000
          { De la Coupe ... 1/200
          { De la Vue du plan ... 1/2000

Vue en Élévation.

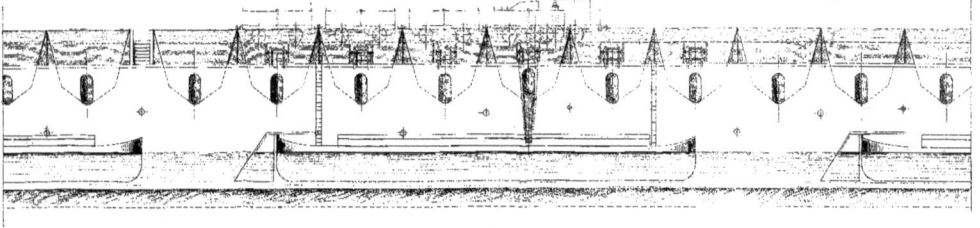

Coupe transversale suivant l'axe d'une glissière.

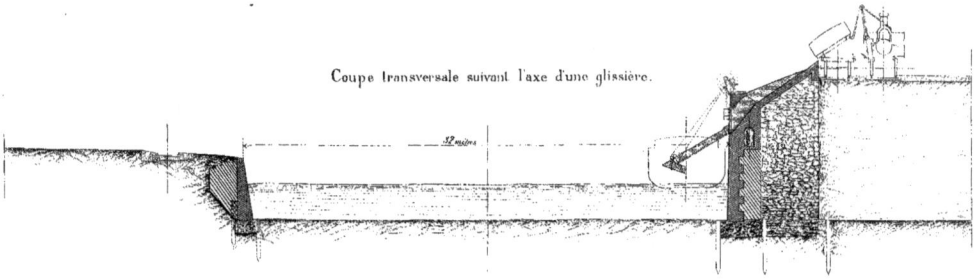

52 mètres

Plan d'ensemble du Quai et de la Gare d'eau.

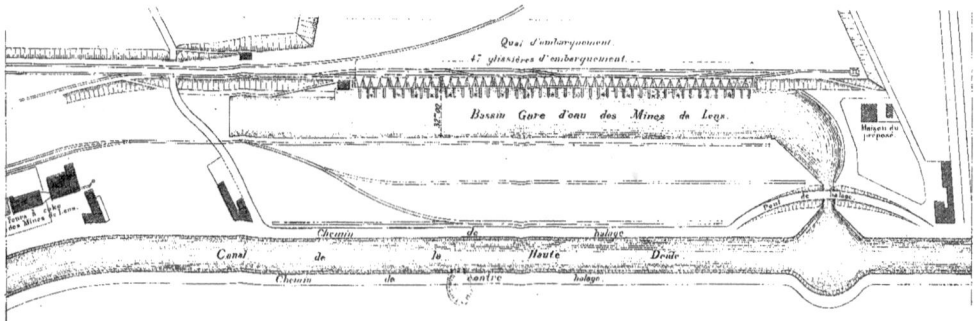

Quai d'embarquement
47 glissières d'embarquement

Bassin Gare d'eau des Mines de Lens.

Maison du préposé

Chemin de la Haute Deûle
Canal de la Haute Deûle
Chemin de contre halage

Imp. A. Ronit, Lille

Coupe transversale passant par les Puits Nᵒˢ 2-5-7 et 8 des Mines de Lens

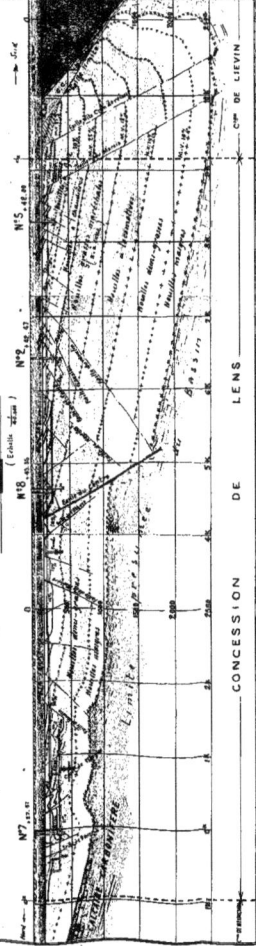

Coupe Nord Sud passant par la Fosse N°3

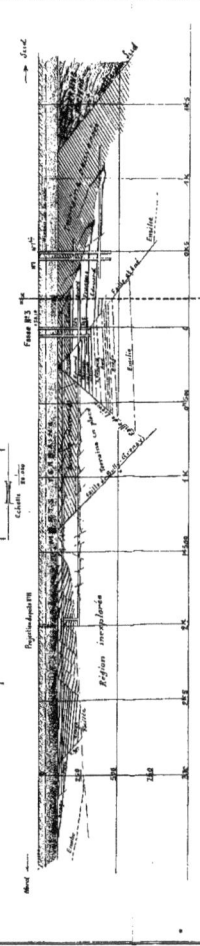

CONCESSION DE LIÉVIN — CONCESSION DE LENS

Tableau donnant l'épaisseur des terrains et l'ordre de superposition des couches de houille. ($\frac{1}{2500}$)

Faisceau supérieur

Noms des couches	Coupe	Épaisseur des terrains	Structure des couches	Hauteur houille
Antoine		24.85	0.85	35
St Louis		14.20	1.07	34
Augustin	grès		1.10	36
Girard		40.00	3.00 / 1.30	34
		51.80		
François	grès		1.20	29
		54.42		
Edouard		12.85	1.40	38
Valentin			0.80	35
Théodore		22.00	1.00	30
Dusouich		22.00	1.50	32
Alfred		20.00	2.50	32
Beaumont		13.45 / 11.00	2.50	31
Léonard				
Amé		10.00	1.25	33
Louis		15.85	1.13	33
Désirée		21.50	0.97	31
Auguste		15.55	0.85	33
	schisto	36.17		
Arago		15.55	1.00	30
Pauline			0.92	29
Juliette		19.00	0.80	30
		21.90		
Céline		8.00	1.00	26
Ernestine		8.00	1.30	31
Mélia		7.95	0.60	30
Marie			0.88	30
Clémence		9.75	0.75	28
		23.74		
Deux Jumelles		8.00	0.75	31
Léonie			0.75	31
Omérine		14.00	0.80	29
Maria-Joseph		16.50	0.85	29
		62.75		
Emilie	grès		1.35	26
		48.00		
Veine de 1m80		6.98	1.51	23
Veine de 0m76			0.75	21
Veine de 0m73		20.00	0.78	23
Veine de 0.70		6.44	0.70	23
		22.81		
Veine 6 sillons			1.60	24
		756.00		

Faisceau inférieur

Noms des couches	Coupe	Épaisseur des terrains	Structure des couches	Hauteur houille
Veine N°20	schisto	15.35	0.52	13.75
		44.54		
Veine N°19			0.97	15.35
	Grès / Grès	18.30		
Veine N°18 (Lina)	schisto		0.80	18
	Grès	44.00		
Veine N°17			0.60	
Veine N°16		8.28	0.43	12
Veine N°15		11.10	0.40	14
Veine N°14		19.50	0.60	
Veine N°13		16.49	0.89	11
Veine N°12		13.70	1.70	12
Veine N°11		10.70	0.60	12
		62.61		
Veine N°10			0.45	
Veine N°9		17.09		
Veine N°8			0.30	
Veine N°7		6.85	0.30	
Veine N°6		11.55	0.60	12
		21.67		
Veine N°5		15.10	1.07	13
Veine N°4			0.79	12
		26.00		
Veine N°3			0.90	10
Veine N°2		16.45	0.80	
Veine N°1		33.60	0.50	
		63.09		
Calcaire carbonifère		609.57		

Imp. L. Daniel, à Lille.

www.ingramcontent.com/pod-product-compliance
Lightning Source LLC
Chambersburg PA
CBHW070208200326
41520CB00018B/5552